# BEI GRIN MACHT SICH IHR
# WISSEN BEZAHLT

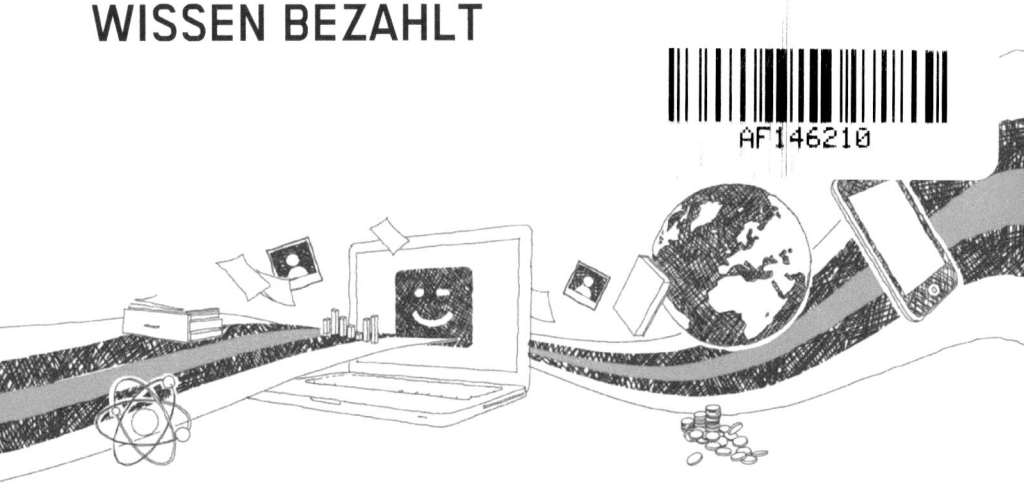

AF146210

- Wir veröffentlichen Ihre Hausarbeit,
  Bachelor- und Masterarbeit

- Ihr eigenes eBook und Buch -
  weltweit in allen wichtigen Shops

- Verdienen Sie an jedem Verkauf

## Jetzt bei www.GRIN.com hochladen
## und kostenlos publizieren

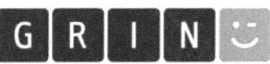

**Bibliografische Information der Deutschen Nationalbibliothek:**

Die Deutsche Bibliothek verzeichnet diese Publikation in der Deutschen National-bibliografie; detaillierte bibliografische Daten sind im Internet über http://dnb.d-nb.de/ abrufbar.

Dieses Werk sowie alle darin enthaltenen einzelnen Beiträge und Abbildungen sind urheberrechtlich geschützt. Jede Verwertung, die nicht ausdrücklich vom Urheberrechtsschutz zugelassen ist, bedarf der vorherigen Zustimmung des Verlages. Das gilt insbesondere für Vervielfältigungen, Bearbeitungen, Übersetzungen, Mikroverfilmungen, Auswertungen durch Datenbanken und für die Einspeicherung und Verarbeitung in elektronische Systeme. Alle Rechte, auch die des auszugsweisen Nachdrucks, der fotomechanischen Wiedergabe (einschließlich Mikrokopie) sowie der Auswertung durch Datenbanken oder ähnliche Einrichtungen, vorbehalten.

**Impressum:**

Copyright © 2016 GRIN Verlag, Open Publishing GmbH
Druck und Bindung: Books on Demand GmbH, Norderstedt Germany
ISBN: 9783668269927

**Dieses Buch bei GRIN:**

http://www.grin.com/de/e-book/334574/etablierung-eines-regionalen-kompetenz-zentrums-zur-sicherstellung-der-medizinische

Patrick Dißmann

# Etablierung eines regionalen Kompetenzzentrums zur Sicherstellung der medizinische Versorgung von Flüchtlingen im Kreis Lippe

GRIN Verlag

**GRIN - Your knowledge has value**

Der GRIN Verlag publiziert seit 1998 wissenschaftliche Arbeiten von Studenten, Hochschullehrern und anderen Akademikern als eBook und gedrucktes Buch. Die Verlagswebsite www.grin.com ist die ideale Plattform zur Veröffentlichung von Hausarbeiten, Abschlussarbeiten, wissenschaftlichen Aufsätzen, Dissertationen und Fachbüchern.

**Besuchen Sie uns im Internet:**

http://www.grin.com/

http://www.facebook.com/grincom

http://www.twitter.com/grin_com

# Universität Bielefeld
# Fakultät für Gesundheitswissenschaften

Weiterbildender Studiengang

Master of Health Administration

4. Studienbegleitende Prüfung

**Projektarbeit zum Thema:**

**Etablierung eines regionalen Kompetenzzentrums**

**zur Sicherstellung der medizinische Versorgung**

**von Flüchtlingen im Kreis Lippe**

Erstellt von:     Dr. med. Patrick D. Dißmann, M.Sc. Pg.D.

Vorgelegt am:   10.06.2016

# Inhaltsverzeichnis

# Abbildungsverzeichnis

# Tabellenverzeichnis

# Abkürzungsverzeichnis

| | |
|---|---|
| a.e. | am ehesten |
| ÄK | Ärztekammer |
| AsylbLG | Asylbewerberleistungsgesetz |
| AsylVfG | Asylverfahrensgesetz |
| BAMF | Bundesamt für Migration und Flüchtlinge |
| BRD | Bundesrepublik Deutschland |
| bspw. | beispielsweise |
| BPtK | Bundespsychotherapeutenkammer |
| BZ | Blutzucker |
| bzw. | beziehungsweise |
| EASY | Erstverteilung von Asylbegehrenden |
| EBM | Einheitlicher Bewertungsmaßstab |
| EKG | Elektrokardiogramm |
| etc. | et cetera |
| EU | Europäische Union |
| evtl. | eventuell |
| GBE | Gesundheitsberichterstattung |
| GF | Geschäftsführung, Geschäftsführer |
| GG | Grundgesetz |
| ggf. | gegebenenfalls |
| GPZ | Gemeindepsychiatrisches Zentrum |
| ICD-10 | International Classification of Disease, 10. Ausgabe |
| IfSG | Infektionsschutzgesetz |
| KHEntgG | Krankenhausentgeldgesetz |
| KLD | Klinikum Lippe – Standort Detmold |

| | |
|---|---|
| KLG | Klinikum Lippe GmbH |
| KV | Kassenärztliche Vereinigung |
| LZ | Lippische Landeszeitung |
| NRW | Nordrhein-Westfalen |
| o.g. | oben genannt |
| OWL | Ostwestfalen-Lippe |
| PDCA | Plan-Do-Check-Act |
| PTBS | post-traumatische Belastungsstörung |
| qm | Quadratmeter |
| RBS | Robert-Bosch-Stiftung |
| RKI | Robert-Koch-Institut |
| SGB V | 5. Sozialgesetzbuch |
| SNR | Symbolnummer (KV Westfalen-Lippe) |
| sog. | sogenannt |
| SOP | Standardized Operating Procedure (standardisierter Arbeitsablauf) |
| STIKO | Ständige Impfkommission |
| UMA | unbegleiteter minderjähriger Ausländer |
| V.a. | Verdacht auf |
| VK | Vollkräftewert |
| VdEK | Verband der Ersatzkassen |
| WHO | World Health Organisation |
| z.B. | zum Beispiel |
| ZNA | Zentrale Notaufnahme |

# 1 Einleitung

*„Es geht um Völkerwanderung, machen wir uns nichts vor. Wenn wir jedenfalls nicht bald reagieren, wird es uns am Ende allen auf die Füße fallen - egal welches Parteibuch wir haben. "* (Bodo Ramelow, Ministerpräsident des Landes Thüringen, 23.08.2015)

*„Es gibt ein helles Deutschland, das sich hier darstellt gegenüber dem Dunkeldeutschland, das wir empfinden, wenn wir von (...) fremdenfeindlichen Aktionen gegenüber Menschen hören. "* (Joachim Gauck, Präsident der Bundesrepublik Deutschland, 27.08.2015)

*„Wir müssen leider davon ausgehen, dass das Flüchtlingsthema für Jahrzehnte ein Problem sein wird. "* (Barrack Obama, Präsident der Vereinigten Staaten von Amerika, 11.09.2015)

*„Es macht den Eindruck, als sei Europa etwas, wo man mitmacht, wenn es Geld gibt. Und wo man sich in die Büsche schlägt, wenn man Verantwortung übernehmen muss. "* (Sigmar Gabriel, Vizekanzler der Bundesrepublik Deutschland, 17.09.2015)

## 1.1 Bisherige Herausforderungen in der medizinischen Versorgung

Die o.g. Zitate entstammen der Zeit kurz nach der Entscheidung der Bundeskanzlerin, Angela Merkel, in einer humanitären Großaktion tausende in Ungarn gestrandete Flüchtlinge über die sog. Balkanroute nach Deutschland zu holen. Diese Entscheidung war von enormer Tragweite, wie sich später herausstellen sollte. Sie führte dazu, dass allein im Jahr 2015 laut „EASY"-Zahlen des Bundesamtes für Migration und Flüchtlinge (BAMF) knapp 1.1 Millionen Flüchtlinge Schutz und Unterkunft in der BRD suchten (Münchener Merkur 2016) und mehr als 475.000 Asylanträge gestellt wurden (BAMF, 2016, S.4).

Gemäß Artikel 16a Absatz 1 GG genießen politisch Verfolgte in der BRD Asylrecht. Die Zuständigkeit für die Durchführung von Asylverfahren liegt beim BAMF. Der ausländerrechtliche Vollzug der Gesetze obliegt den Innenministerien der einzelnen Länder. Die Aufnahme, landesweite Verteilung, Unterbringung und soziale Versorgung der Asylsuchenden obliegt in den meisten Bundesländern dem jeweils zuständigen Ministerium für Arbeit und Soziales. Die regionale Verteilung der Flüchtlinge erfolgt im „EASY"-Verfahren nach dem sog. Königssteiner Schlüssel.

7

Die Aufnahme und der Aufenthalt asylsuchender Flüchtlinge haben ihre rechtliche Grundlage u. a. im Asylverfahrensgesetz (AsylVfG). Dort heißt es im § 62 „Gesundheitsuntersuchung", dass Ausländer, die in einer Aufnahmeeinrichtung oder Gemeinschaftsunterkunft zu wohnen haben, verpflichtet sind, eine ärztliche Untersuchung auf übertragbare Krankheiten einschließlich einer Röntgenaufnahme der Atmungsorgane zu dulden. Weiterhin wird festgelegt, dass die oberste Landesgesundheitsbehörde sowohl den Umfang der Untersuchung als auch den Arzt, der die Untersuchung durchführt, bestimmt. Die Abwicklung dieser Gesundheitsreihenuntersuchungen stellte bis dato die größte Herausforderung an die medizinischen Institutionen dar. Hinzu kamen die Organisation der hausärztlichen Interims-Versorgungen in den Landesunterkünften sowie die Durchführung eines koordinierten Impfangebotes gemäß den Empfehlungen der ständigen Impfkommission (STIKO) des Robert-Koch-Institutes (RKI 2015, S.1).

## 1.2 Aktuelles Versorgungskonzept des Kreises Lippe

Die o.g. Zitate spiegeln jedoch auch die Haltung wieder, welche seither im Kreis Lippe und den lippischen Gesundheitsinstitutionen gegenüber der medizinischen Versorgung von Flüchtlingen eingenommen und bis heute beibehalten wurde (LZ 19.10.2014). So begann man unter der Führung des Landrates bereits im Herbst 2014 damit, ein nachhaltiges und regionales Konzept unter enger Vernetzung der beteiligten Institutionen zu entwickeln. Dieses beinhaltet im Wesentlichen 4 Säulen (Abbildung 1) und gliedert sich in eine:

- hausärztliche Versorgung und Gesundheitsvorsorge
- präklinische und klinische Notfallversorgung
- stationäre Versorgung
- psycho-traumatologische Versorgung.

Eine wichtige Rolle spielt in diesem Zusammenhang auch die im Oktober 2014 eingerichtete Flüchtlingsambulanz der Klinikum Lippe GmbH (KLG) (Rethmeier-Hanke/Schlepper 2016), welche im Rahmen der Gesundheitsvorsorge und des angewandten Bevölkerungsschutzes die Gesundheitsuntersuchungen im Rahmen des §62 AsylVfG koordiniert und bis dato knapp 9.000 Flüchtlinge aus mehreren Unterbringungseinrichtungen in Ostwestfalen-Lippe (OWL) untersucht hat (Die Welt 04.01.2016) (Abbildung 2).

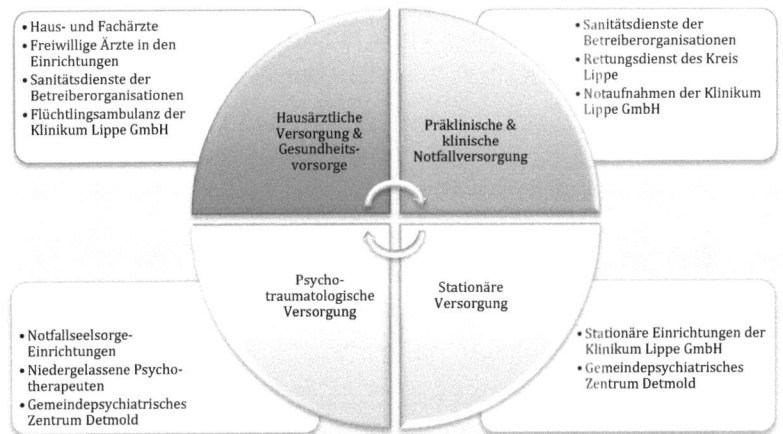

Abbildung 1: Medizinisches Versorgungskonzept für Flüchtlinge im Kreis Lippe.

Quelle: Eigene Darstellung.

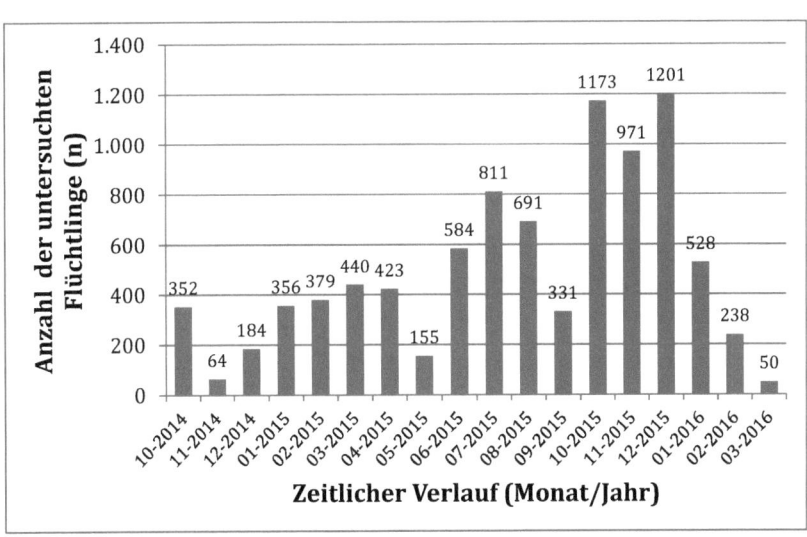

Abbildung 2: Gesundheitsuntersuchungen am Klinikum Lippe Detmold.

Quelle: Eigene Darstellung.

## 1.3 Zukünftige Herausforderungen in der medizinischen Versorgung

Seit der Schließung der sog. Balkanroute Anfang 2016 haben die Flüchtlingsströme in die BRD und insbesondere nach Nordrhein-Westfalen (NRW) und OWL dramatisch abgenommen. Viele der geschaffenen Gesundheitsuntersuchungs-Kapazitäten werden aktuell nicht genutzt, obwohl über die vergangenen Monate ein Reichtum an Erfahrungen - sowohl soziologisch-interkulturell als auch medizinisch - aufgebaut wurde. Doch nun kommt die Zeit der Zuweisungen aus den Unterbringungseinrichtungen des Landes NRW in die einzelnen Gemeinden des Kreis Lippe und es ergeben sich auf nunmehr kommunaler Ebene neue Herausforderungen an die Sicherstellung der medizinische Grundversorgung und Gesundheitsvorsorge für die zahlreichen Asylbewerber. Hier könnte die in Fragen der Organisation der medizinischen Versorgung gewonnene Expertise der Flüchtlingsambulanz im Sinne eines regionalen Kompetenzzentrums konstruktiv genutzt werden.

## 1.4 Gliederung der Projektarbeit

Im folgenden Kapitel wird daher die Thematik der Organisation und Durchführung der Gesundheitsversorgung durch ein regionales Kompetenzzentrum für Flüchtlingsmedizin genauer beleuchtet. Das dritte Kapitel der vorliegenden Projektarbeit wird die gesundheitspolitische Relevanz einer gut organisierten medizinischen Versorgung von Flüchtlingen für die BRD erarbeiten. Das vierte Kapitel wird auf den bis dato limitierten Stand der Forschung und die bisherige Entwicklung medizinischer Versorgungsprojekte bzw. der Flüchtlingsmedizin in Lippe eingehen. Ausgehend von diesen wird im fünften Kapitel ein Überblick über die geplante Durchführung des in dieser Arbeit vorgestellten Projektes gegeben. Es werden insbesondere Einblicke in die hierfür Notwendige Vernetzung der beteiligten Institutionen und Versorgungssektoren gegeben. Das sechste Kapitel beschäftigt sich mit der notwendigen Finanz- und Zeitplanung. Im siebten Kapitel werden die zu erwartenden (positiven) Effekte der Einrichtung eines regionalen Kompetenzzentrums vorgestellt. Zusätzlich erfolgt hier die Auseinandersetzung mit geeigneten Methoden und Kennzahlen zur Evaluation des Projekterfolges bzw. zur Bestimmung eines Zielerreichungsgrades.

## 2 Thema und Zielsetzung

Die vorliegende Projektarbeit beschäftigt sich mit der Einrichtung eines regionalen Kompetenzzentrums mit regelmäßigen Sprechstunden zur Sicherstellung der Gesundheitsversorgung von Flüchtlingen im Kreis Lippe. Ziel hierbei ist es, die bereits im Oktober 2014 etablierte Flüchtlingsambulanz der KLG so umzustrukturieren, dass in einem ersten Schritt über die regelmäßige Durchführung von Gesundheitsuntersuchungen nach §62 AsylVfG hinaus zukünftig auch Impfangebote ausgesprochen und durch- bzw. weitergeführt werden. Zusätzlich sollen die Zentralen Notaufnahmen (ZNA) der KLG durch eine Kanalisierung der aktuell ad hoc stattfindenden Leistungserbringungen im Rahmen des §4 des Asylbewerberleistungsgesetzes (AsylbLG) auf mehrmals wöchentlich eingerichtete Sprechstunden entlastet werden, um mehr Valenzen für die Notfallversorgung der lippischen Bevölkerung zu schaffen. Ein solches Vorgehen wird auch die Haus- und Facharztpraxen in Lippe nennenswert entlasten sowie darüber hinaus durch die vorhandene interkulturelle Kompetenz und die bereits etablierte Infrastruktur die flüchtlingsmedizinische Versorgung deutlich verbessern. In einem dritten Schritt soll durch die Kooperation des Kompetenzzentrums mit dem Gemeindepsychiatrischen Zentrum (GPZ) in Detmold ein wesentlicher Beitrag zur frühen Erkennung und somit zeitnahen Intervention psycho-traumatologischer Erkrankungen geleistet werden. In einem vierten Schritt ist geplant, durch die Kooperation mit einer wissenschaftlichen Einrichtung, z.B. der Fakultät für Gesundheitswissenschaften der Universität Bielefeld, optimale Bedingungen für die zukünftige Versorgungsforschung und Gesundheitsberichterstattung (GBE) zu schaffen (Abbildung 3).

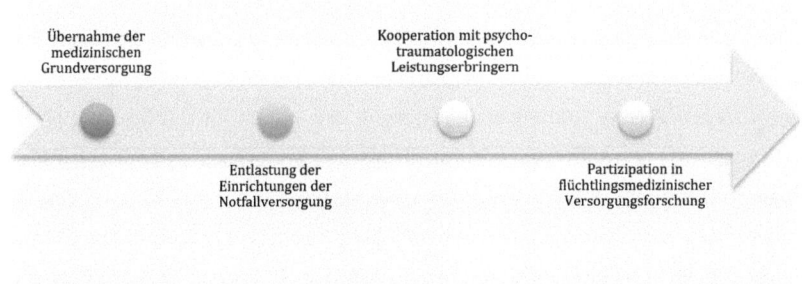

Abbildung 3: Umstrukturierungsstufen der Flüchtlingsambulanz der KLG

Quelle: Eigene Darstellung.

# 3 Gesundheitspolitische Relevanz

## 3.1 Aktuelle Gesundheitslage der Flüchtlinge

Laut BAMF sind alleine 2015 ca. 1.1 Millionen Flüchtlinge nach Deutschland gekommen (Münchener Merkur 04.01.2016). Diese haben zumeist strapaziöse Fluchtumstände hinter sich. Chronische Erkrankungen, wie Diabetes mellitus, Herz-/Kreislauferkrankungen, Nierenerkrankungen wurden teilweise über längere Zeit nicht medikamentös behandelt. Zusätzlich wurden durch Misshandlungen im Herkunftsland und unzureichende hygienische Verhältnisse bei längerfristiger Internierung in Flüchtlingslagern außerhalb der Europäischen Union (EU) Verletzungen und übertragbare Erkrankungen erworben, welche nun weiterhin behandlungsbedürftig sind. Gemäß Angaben der Bezirksregierung Arnsberg, befinden sich derzeit ca. 4.500 kommunal zugewiesene Asylbewerber im Kreis Lippe.

## 3.2 Organisation der Gesundheitsversorgung für Asylbewerber

Die medizinische Grundversorgung gemäß §4 AsylbLG obliegt derzeit nach Auskunft der Kassenärztlichen Vereinigung (KV) Westfalen-Lippe den niedergelassenen Vertragsärzten. Asylsuchende und Geflüchtete haben innerhalb der ersten 15 Monate ihres Aufenthaltes keinen Zugang zur gesetzlichen Krankenversicherung. Sie sind auf Leistungen nach dem Asylbewerberleistungsgesetz (AsylbLG) angewiesen. Dieses ermöglicht allerdings neben Vorsorgeuntersuchungen u. Schutzimpfungen nur die Behandlung akuter Erkrankungen und Schmerzzustände im Sinne einer Notversorgung.

Das entscheidende Problem im Hinblick auf den Leistungsumfang besteht jedoch darin, dass die gemäß AsylbLG geltende strikte Unterscheidung zwischen akuten und chronischen Behandlungsanlässen die medizinische Versorgungsrealität nicht abbildet und eben dadurch eine qualitativ angemessene und zugleich kostengünstige ärztliche Betreuung dieser Population verhindert.

Eine wissenschaftliche Studie von Bozorgmehr und Razum für die Jahre 1994 bis 2013 zeigt, dass der volle Zugang zur medizinischen Versorgung am Ende sogar kostengünstiger wäre: Die jährlichen Pro-Kopf-Ausgaben für die medizinische Versorgung von Asylsuchenden mit nur eingeschränktem Zugang zur medizinischen Versorgung waren im Untersuchungszeitraum um jährlich ca. 40 Prozent bzw. 376 Euro pro Jahr höher als bei denen, die bereits vollen Zugang hatten (Bozorgmehr & Razum 2015).

Zur medizinischen Grundversorgung zählen allerdings nicht nur die Sicherstellung einer hausärztlichen Versorgung sondern auch die Bereitstellung von ausreichenden Ressourcen zur Impfung gemäß den Empfehlungen der STIKO (RKI 2015, S.1). Zusätzlich sollte bei jedem Flüchtling ein Screening auf das Vorliegen von Risikofaktoren für eine posttraumatische Belastungsstörung (PTBS) erfolgt, um ggf. frühzeitig intervenieren zu können. So geht die Bundespsychotherapeutenkammer (BPtK) davon aus, dass mindestens die Hälfte aller Flüchtlinge psychisch krank sind (BPtK 2015).

### 3.3 Zugangsbarrieren und medizinische Fehlversorgung

Obwohl mittlerweile eine Vielzahl von mehrsprachigen Informationsbroschüren und - wegweisern für Flüchtlinge existieren (z.b. BAMF 2015), sind viele Flüchtlinge und Asylbewerber derzeit mit den Spezifika des deutschen Gesundheitssystems und insbesondere den verschiedenen Zugangswegen zur medizinischen Versorgung überfordert. Zusätzlich erfordert die o.g. medizinische Grundversorgung einen überproportional hohen Ressourceneinsatz – nicht zuletzt wegen sprachlicher Barrieren und aufgrund kulturell bedingter besonderer Bedürfnisse. Auch besteht derzeit keine Möglichkeit zur Vergütung von Dolmetschern zu medizinischen Zwecken durch die gesetzlichen Krankenkassen. In den meisten Vertragsarztpraxen stehen jedoch keine „Flüchtlingssprachen"-kundigen Mitarbeiter zur Verfügung – zumindest nicht in ausreichender Anzahl. So ist es durchaus vorstellbar, dass aufgrund einer unzureichenden Anamneseerhebung ein Gesundheitsleiden nicht richtig erkannt oder zumindest falsch eingeschätzt wird, und es zu einer Fehlversorgung kommt. Ebenso denkbar wäre, dass sich viele Vertragsärzte nicht immer abschätzen können ob, eine angedachte medizinische Leistung noch unter den §4 AsylbLG fällt. Konsekutiv könnte dies zu einer Über- bzw. Unterversorgung führen. So konstatiert die Expertenkommission der Robert-Bosch-Stiftung (RBS) nicht zu Unrecht, dass es im Bereich der Gesundheitsversorgung für Flüchtlinge und Asylbewerber Reformbedarf gibt (RBS 2016, S.15).

### 3.4 Auswirkungen auf die Notfallversorgung

Häufig übersteigen diese speziellen Anforderungen die Möglichkeiten der einzelnen Vertragsarztpraxen. Flüchtlinge können nicht oder nur bedingt adäquat anamnestiziert, diagnostiziert und behandelt werden, und es kommt zur „notfallmäßigen" Vorstellung im Krankenhaus. So wurden durch die Zentralen Notaufnahmen der KLG für 2015 knapp

1930 Notfallvorstellungen und im 1. Quartal 2016 bereits mehr als 660 Flüchtlingskontakte für verschiedene Fachrichtungen verzeichnet (Abbildung 4). Doch auch hier kommt es aufgrund sprachlicher Barrieren zu einer suboptimalen medizinischen Versorgung mit höherer Wahrscheinlichkeit einer ungeplanten Wiedervorstellung im Verlauf (Ngai 2016).

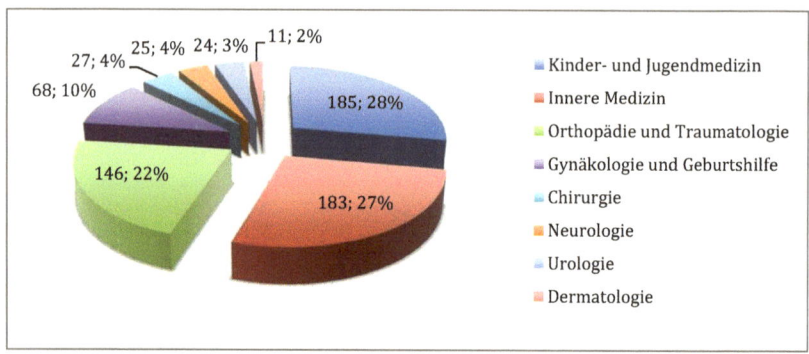

Abbildung 4: Flüchtlings- und Asylbewerber-Notfallvorstellungen für das 1. Quartal 2016.

Quelle: Eigene Darstellung.

Zudem ergab die Auswertung der Notfallvorstellungsstatistik für das 1. Quartal 2016, dass 65% der behandelten Flüchtlinge und Asylbewerber auch von einem niedergelassenen Vertragsarzt oder im Rahmen des kassenärztlichen Notdienstes behandelt werden können (Abbildung 5).

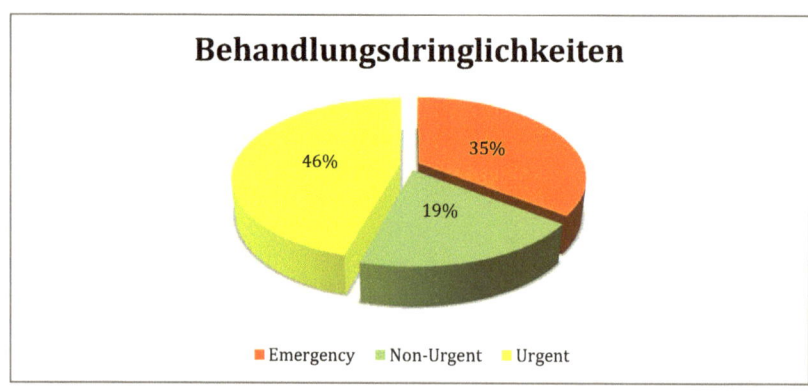

Abbildung 5: Behandlungsdringlichkeiten der Flüchtlinge und Asylbewerber.

Quelle: Eigene Darstellung.

## 3.5 Aspekte des Bevölkerungsschutzes

Letztlich sei auch der Schutz der bundesdeutschen Bevölkerung vor durch Flüchtlinge mit-
gebrachte Seuchenerkrankungen (Stuttgarter Zeitung 23.06.2016) und vor seltenen – in der
BRD längst ausgerotteten - Infektionskrankheiten genannt (Ärzte Zeitung 23.09.2015).
Dieser Thematik wurde im September 2015 vom RKI ein eigenes epidemiologisches Bulletin gewidmet (RKI 2015a, S.413-8). Von Bedeutung erscheint hier auch die Erkenntnis,
dass in den Erstaufnahmeeinrichtungen der Länder der Impfstatus der Flüchtlinge nicht
durchgehend erhoben wird und dass identifizierte Impflücken nicht generell geschlossen
werden (Bozorgmehr et al. 2016, S.548).

Die o.g. Flüchtlingzahlen, die benötigten medizinischen und kulturellen Kenntnisse sowie
die erforderliche Infrastruktur lassen daher die Entwicklung eines regionalen Kompetenzzentrums zur Sicherstellung einer adäquaten Gesundheitsversorgung von Flüchtlingen im
Kreis Lippe sinnvoll erscheinen. Zudem erlaubt ein solches Kompetenzzentrum eine ge-
ordnete GBE und verspricht eine bessere „Sentinel Surveillance" zum Schutz der lippischen Flüchtlinge und der einheimischen Bevölkerung.

# 4 Stand der Forschung und Entwicklung in der Praxis

*„Ich weiß, dass ich nichts weiß."* (Sokrates)

## 4.1 Gesundheitsberichterstattung

Das o.g. Zitat beschreibt eindrucksvoll den aktuellen Stand der Versorgungsforschung sowie der GBE zum Thema Flüchtlinge. So mahnen Razum et al. (2016) in einem Übersichtsartikel im Deutschen Ärzteblatt den aktuellen Datenmangel, welcher den vielfältigen Aktivitäten zur gesundheitlichen Versorgung von Flüchtlingen und Asylanten in der BRD gegenübersteht. Schneider et al. (2014) kommen ebenfalls zu dem Schluss, dass momentan kein umfassendes Bild des Gesundheitszustandes von Flüchtlingen und Asylsuchenden in der BRD erstellt werden kann. Die gesundheitlichen Bedarfe und Erkrankungen von Flüchtlingen in den Erstaufnahmeeinrichtungen werden weder einheitlich erfasst, noch besteht ein Satz an Mindestindikatoren, welcher Eingang in eine standardisierte GBE finden sollte (Razum 2016, S. 132). Das RKI erarbeitet derzeit entsprechende Konzepte, um die Gesundheitssituation von Flüchtlingen und Asylsuchenden in der BRD besser zu erfassen und beschreiben zu können (Razum 2016, S. 133).

## 4.2 Versorgungsforschung

Erste Ansätze zur Beschreibung der aktuellen Unterschiede in medizinischer Versorgung und Zugangsbarrieren zur Gesundheitsversorgung für Flüchtlinge wurden bereits erprobt (Schneider et al. 2015). Zwar gab es in der Vergangenheit immer wieder regionale Untersuchungen, die einzelne Versorgungsaspekte betrachteten. Überregionale Erkenntnisse mit einem expliziten Fokus auf die wichtigsten Versorgungsdomänen sind aufgrund lokaler und nicht vergleichbarer Forschungsansätze jedoch nicht verfügbar (Bozorgmehr et al. 2016a). Borzorgmehr et al. (2016) führten daher eine nationale Umfrage zum Stand der Versorgungssituation von Asylsuchenden unter den bundesdeutschen Gesundheitsämtern durch. Der niedrige Rücklauf schränkt die Aussagekraft deutlich ein. Dennoch sahen die Autoren deutliches Verbesserungspotential in den Bereichen Koordination und Standardisierung des Vorgehens, der zügigen Durchführung von Impfungen, der standardisierten Erhebung und datenschutzkonformen Übermittlung gesundheitsbezogener Informationen sowie der Konzentration auf wenige, bevölkerungsmedizinisch relevante Infektionskrankheiten bei der Erstuntersuchung nach § 62 AsylVfG.

## 4.3 Sentinel Surveillance

Eine weitere Aufgabe eines zukünftigen Kompetenzzentrums für medizinische Flüchtlingsversorgung im Kreis Lippe bestünde in der sog. Sentinel Surveillance mit dem Ziel, neu auftretende oder unerwartete Gesundheitsprobleme in der Gruppe der Flüchtlinge und Asylbewerber zeitnah zu erkennen. Solche Systeme existieren bereits für epidemische Erkrankungen (z.B. Influenza), werden aber in Kanada auch für chronische, nichtübertragbare Erkrankungen erfolgreich beschrieben (Birthwistle 2011, S. 1219). Tinnemann et al. (2016) weisen darauf hin, dass es regionaler Netzwerke beteiligter Institutionen mit längerfristiger Perspektive bedarf, um eine qualitativ hochwertige medizinische Versorgung von Flüchtlingen nachhaltig und dauerhaft sicherzustellen. Der derzeitig finanziell und personell ausgedünnte öffentliche Gesundheitsdienst (ÖGD) werde die Vorgaben und Erwartungen der kommunalen, Länder- und Bundespolitik jedoch allenfalls noch einige Zeit umsetzen können, so dass auch hier vermehrt Aufgaben auf den ambulanten und stationären Sektor zukommen werden.

## 4.4 Organisation der flächendeckenden medizinischen Versorgung

Bisherige Publikationen zur Organisation der medizinischen Versorgung großer Flüchtlingszahlen beziehen sich entweder auf die Durchführung der Gesundheitsuntersuchung im Rahmen des §62 AsylVfG (Klinkhammer/Korzilius 2015) oder kommen bei der Beschreibung kurativer Organisationsansätze nur auf kleine Fallzahlen (Marquardt et al. 2016).

Die Versorgung von kommunal zugewiesenen Flüchtlingen durch Vertragsärzte der KV Westfalen-Lippe wurde kürzlich als „unproblematisch" beschrieben. So behandelte im 4. Quartal 2015 jeder Vertragsarzt durchschnittlich nur 19 Flüchtlinge (Decker/Kampe 2016, S. 8). Bei solch geringen Behandlungszahlen erscheint jedoch der Erwerb der notwendigen interkulturellen Kompetenz aber auch des Wissens um seltene, bei Flüchtlingen gehäuft vorkommende Erkrankungen äußerst fragwürdig.

# 5 Durchführung

## 5.1 Der „PDCA"-Zyklus

Das vorliegende Projekt soll entsprechend dem gängigen „PDCA"-Zyklus (Deming 1982, S.88) umgesetzt werden (Abbildung 6).

Der „PDCA"-Zyklus besteht aus vier Elementen, welche im Folgenden genauer erläutert werden.

### 5.1.1 Plan

Der jeweilige Prozess muss vor seiner eigentlichen Umsetzung geplant werden: Planen umfasst das Erkennen von Verbesserungspotentialen (in der Regel durch den Arbeitnehmer beziehungsweise Teamleiter vor Ort), die Analyse des aktuellen Zustands sowie das Entwickeln eines neuen Konzeptes (unter intensiver Einbindung des Arbeitnehmers).

### 5.1.2 Do

„Do" (Durchführen) bedeutet entgegen weit verbreiteter Auffassung nicht die Einführung und Umsetzung auf breiter Front (im vorliegenden Projekt also ganztägig), sondern das Ausprobieren beziehungsweise Testen und praktische Optimieren des Konzeptes mit schnell realisierbaren, einfachen Mitteln an einem einzelnen Arbeitsplatz, bzw. für täglich wenige Stunden.

### 5.1.3 Check

Der im Kleinen realisierte Prozessablauf und seine Resultate werden sorgfältig überprüft und bei Erfolg für die Umsetzung auf breiter Front allgemein freigegeben. Dies könnte im vorliegenden Projekt bedeuten, dass die Sprechstundenzeiten ausgeweitet werden, bzw. das Projekt als „Best Practice"-Modell in anderen Kreisen in NRW oder auch bundesweit ausgerollt wird.

### 5.1.4 Act

In der Phase „Act" wird die neue allgemeine Vorgabe auf breiter Front eingeführt, festgeschrieben und regelmäßig auf Einhaltung überprüft (Audits). Hier handelt es sich tatsächlich um eine „große Aktion", die im Einzelfall umfangreiche organisatorische Aktivitäten (z.B. Änderung von Arbeitsplänen, Durchführung von Schulungen, Anpassung von Aufbau- und Ablauforganisation) sowie erhebliche Investitionen umfassen kann. Die Verbesserung dieses Standards beginnt wiederum mit der Phase „Plan".

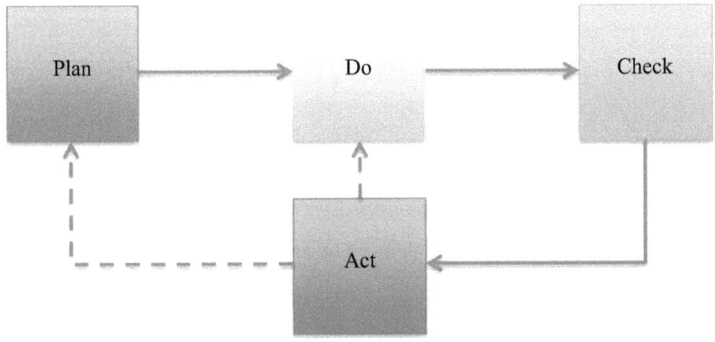

Abbildung 6: „PDCA"-Zyklus nach Deming (1982).

Quelle: Eigene Darstellung.

## 5.2 Projektakteure

### 5.2.1 Auftraggeber

Der Auftrag für das o.g. Projekt wurde im April 2016 nach externer Anfrage durch die Bezirksvertretungen der Ärztekammer (ÄK) und der KV Westfalen-Lippe durch die Geschäftsführung (GF) der KLG erteilt.

### 5.2.2 Projektleitung

Die Projektleitung soll hierbei der Chefarzt der Zentralen Notaufnahmen der KLG, übernehmen, welcher bereits im Rahmen seiner Aufgabe als ärztlicher Leiter der Flüchtlingsambulanz am Klinikum Lippe – Standort Detmold (KLD) Erfahrungen auf diesem Gebiet gesammelt hat.

### 5.2.3 Projektgruppe

Die Projektgruppe besteht aus dem Projektleiter, dem pflegerischen Organisator der Flüchtlingsambulanz, der Leiterin des Patientenservice (Administration), einem Vertreter des GPZ Detmold sowie einem Vertreter des Fortschrittskollegs der Universität Bielefeld.

### 5.2.4 Steuerungsgruppe

Aufgrund der Vorerfahrung mit Projekten dieser Größenordnung seitens der KLG wird auf die Einrichtung einer zu großen, offiziellen Steuerungsgruppe verzichtet, so dass diese zunächst aus den Mitgliedern der Projektgruppe und dem medizinischen Geschäftsführer der KLG besteht. Stattdessen sollen sinnvolle Seitengespräche mit den jeweils relevanten

Ansprechpartnern/Stakeholdern (z.B. Vertreter der KV und ÄK, der Flüchtlinge sowie der Gesundheitsämter und Ausländerbehörden) erfolgen und in regelmäßigen Abständen Netzwerkkonferenzen durchgeführt werden.

## 5.3 Projektbetrieb

Geplant ist die Einrichtung einer krankenhausbasierten Sprechstunde zur Gesundheitsversorgung von Flüchtlingen im Kreis Lippe mehrmals wöchentlich.

### 5.3.1 Betriebszeiten

Diese soll nach der aktuellen Bedarfsanalyse an 4-5 halben Tagen die Woche (vormittags und/oder nachmittags) in den Räumlichkeiten der Zentralen Flüchtlingsambulanz am KLD stattfinden. Betriebsbeginn ist voraussichtlich der 01.09.2016. Je nach Bedarf soll im Verlauf zusätzlich ein fixer Termin zur Durchführung von Impfungen gemäß §62 AsylVfG und den Empfehlungen der STIKO des RKI (RKI 2015) eingeplant werden. Im Falle von zukünftig wieder deutlich zunehmenden Flüchtlingsströmen nach OWL bzw. in den Kreis Lippe würde das o.g. Angebot um weitere Termine zur Durchführung von Kohorten-Erstuntersuchungen im Rahmen des §62 AsylVfG erweitert.

### 5.3.2 Personelle Besetzung

Die Personalbesetzung besteht an den o.g. Sprechstundenzeiten jeweils aus einem Arzt, einer Pflegekraft, einer Verwaltungskraft sowie ggf. einer Sicherheitsdienstkraft zur Begleitung größerer Gruppen. Letztere würde jedoch nicht von der KLG gestellt. Zur Untersuchung von unbegleiteten minderjährigen Ausländern (UMA's sind zusätzlich Begleitpersonen der jeweiligen Clearingstelle bzw. Jugendamtes notwendig. Für administrative Arbeiten sowie unterstützende Tätigkeiten (Materialbestellung und Aufstockung) außerhalb der Sprechstundenzeiten werden ebenfalls entsprechende Personalkontingente benötigt (siehe Kapitel 6.2.1 Personalkosten). Aufgaben der Versorgungsforschung werden in Kooperation mit dem Fortschrittskolleg der Fakultät für Gesundheitswissenschaften der Universität Bielefeld durchgeführt und von dort entsprechend dem anfallenden Zeitaufwand personaltechnisch unterstützt.

### 5.3.3 Dienstleistungen

Gemäß dem angedachten medizinischen Versorgungskonzept (Abbildung 1) sollen während der Sprechzeiten die Gesundheitsversorgung gemäß §4 AsylbLG und die Gesundheitsuntersuchung mit Impfangebot gemäß §62 AsylVfG erfolgen. Im Rahmen des Screening auf Risikofaktoren für die Entwicklung einer PTBS sollen alle Flüchtlinge bei der Erstvorstellung gebeten werden einen entsprechenden „PROTECT"-Kurzfragebogen – wenn möglich – in ihrer Landessprache auszufüllen (EU 2011). Im Falle eines erhöhten Testwertes erfolgt dann die Vorstellung in der interkulturellen Sprechstunde des GPZ Detmold. Die während der Sprechstundenzeiten gewonnenen Erkenntnisse sollen im Rahmen einer Kooperation mit dem Fortschrittskolleg der Fakultät für Gesundheitswissenschaften der Universität Bielefeld Eingang in die Versorgungsforschung finden. Ggf. sind auch weitere prospektive Studien zur medizinischen Versorgung von Flüchtlingen geplant.

# 6 Finanz- und Zeitplanung

## 6.1 Zeitplanung

### 6.1.1 Analyse und Bedarfserhebung

Für diese Phase des o.g. Informationsgewinns werden 6 Wochen veranschlagt. So müssen die Anzahl der dem Kreis Lippe zugewiesenen Asylbewerber vom zuständigen Sonderdezernat der Bezirksregierung Arnsberg erfragt werden. Die Zuweisungen erfolgen zentral über das BAMF nach dem „EASY"-Verfahren und dem sog. Königssteiner Schlüssel gemäß §45 AsylVfG (BAMF 2016a). Generell ist jedoch von einer Zuweisungsquote von ungefähr 1% der Kreisbevölkerung auszugehen.

Ein weiterer Aspekt betrifft die Bezifferung der zu erwartenden Flüchtlingsvorstellungen. Hierfür dienen die der KLG für 2015 bekannte Fallzahlen der Notfallvorstellungen sowie eine Anfrage bei der KV Westfalen-Lippe, wie viele Flüchtlingsvorstellungen 2015 im Bezirk Detmold von den Vertragsärzten abgerechnet wurden. Als zusätzliche Informationsquelle soll eine Befragung der im Kreis Lippe ansässigen Flüchtingsaufnahmeeinrichtungen hinsichtlich der Flüchtlingskontakte mit dem einrichtungsärztlichen Dienst des Vorjahres erfolgen.

Die laufenden Kosten für die Bereitstellung und den Unterhalt der Räumlichkeiten sind dem Klinikum bereits durch den Betrieb der Zentralen Flüchtlingsambulanz seit Oktober 2014 bekannt. Ähnliches gilt für den Sachmittel-, Medizinleistungen- und Medikamentenverbrauch, da diese unserer Erfahrung nach anteilig mit dem Verbrauch der Zentralen Notaufnahmen vergleichbar sind.

Für die geplante Versorgungsforschung werden entsprechende Literaturrecherchen durchgeführt, um den Forschungsbedarf umreißen und interessante Forschungsfelder eröffnen zu können. Zudem soll geprüft werden, ob sich diese Modellvorhaben für eine Bezuschussung aus dem Innovationsfonds des Gemeinsamen Bundesausschusses (G-BA) qualifiziert.

Während dieser Phase sind zu Beginn und nach 3 Wochen Treffen der Projektgruppe geplant. Die gewonnenen Erkenntnisse informieren ein abschließendes Treffen der Steuerungsgruppe, um – je nach Ergebnisbericht - die nachfolgende Interventionsplanung anpassen zu können.

### 6.1.2 Interventionsplanung

Für die Interventionsplanung werden 12 Wochen veranschlagt. Seitens der zur Verfügung gestellten Räumlichkeiten und Materialien sind ggf. Modifikationen gemäß dem geplanten

Leistungsspektrum vorzunehmen. Ähnliches gilt für den zunächst berechneten Personalbedarf, welcher letztendlich von der Anzahl der wöchentlich angebotenen Sprechstunden aber auch vom Case Mix abhängt. Die benötigten Stellen für Pflege- und Verwaltungspersonal wurden bereits im Rahmen der Zentralen Flüchtlingsambulanz geschaffen und besetzt. Eine noch vakante ärztliche Stelle gilt es noch zu besetzen.

Es müssen Absprachen mit den angebundenen Versorgungsstrukturen (Funktionsabteilungen, niedergelassene Fachärzte und Psychotherapeuten, stationäre Fachabteilungen, Gesundheitsämter, Jugendämter) getroffen werden und Behandlungspfade für die Top-10 Erkrankungen sowie für Impfungen und Erstuntersuchungen erstellt werden.

Um eine effektive Kommunikation zu ermöglichen, muss eine Liste von fremdsprachenkundigen Mitarbeitern des KLD erstellt werden. Für seltener vorkommende Sprachen soll eine Liste externer Dolmetscher zur Verfügung werden. Zusätzlich werden sich in der Public Domain befindliche, mehrsprachige Informationsblätter für häufig vorkommende Erkrankungen (Tuberkulose, Krätze, Läuse) und wiederkehrende Abläufe (Röntgen, Blutentnahme, Impfung, Erstuntersuchung) sowie Gesundheitswegweiser und Informationen über das deutsche Gesundheitssystem als handliche Broschüren zur Verfügung gestellt.

Für die geplante Versorgungsforschung sollen entsprechende Forschungsprojekte vorbereitet und die hierfür nötigen finanziellen Mittel im Sinne von Forschungsgeldern eruiert werden.

Schließlich gilt es, das Projekt frühzeitig bei niedergelassenen Vertragsärzten, entsprechenden Ämtern und Flüchtlingsunterkünften des Kreises Lippe zu bewerben.

Während der Interventionsplanung sind zu Beginn und dann im 4-wöchigen Abstand Treffen der Projektgruppe geplant. Zusätzlich werden sinnvolle Nebengespräche geführt und ggf. eine Netzwerkkonferenz einberufen. Die gewonnenen Erkenntnisse informieren ein abschließendes Treffen der Steuerungsgruppe, um – je nach Ergebnisbericht - die nachfolgende Projektdurchführung anpassen zu können.

### 6.1.3 Projektdurchführung

Die geplante Projektdurchführung wurde bereits detailliert im Kapitel 5.3 Projektbetrieb beschrieben. Die Durchführungsphase wir im Rahmen dieses Modellvorhabens auf 12 Monate begrenzt. Während der Projektdurchführung trifft sich die Projektgruppe zu Anfang und dann in 3-monatlichen Abständen – erweitert um die Mitglieder der Steuerungsgruppe nach jeweils 6 und 12 Monaten. Zusätzlich werden sinnvolle Nebengespräche geführt und ggf. eine Netzwerkkonferenz einberufen. Zur Halbzeit der Durchführungsphase soll im Sinne eines Meilensteines (s. Kapitel 7.1 Meilensteine) ein Zwischenresümee gezogen und erste Daten ausgewertet werden.

## 6.2 Finanzplanung

### 6.2.1 Personalkosten

Die Personalbedarfsermittlung erfolgt nach der Arbeitsplatzmethode. Für die Besetzung einer regelmäßigen zweistündigen Sprechstunde an 5 Tagen pro Woche (10 Stunden) mit jeweils einem Arzt, eine Pflegekraft und einer Verwaltungskraft. Hinzu kommen Vorbereitungs- und Nachrüstzeiten für Pflege und Administration von jeweils 5 Stunden pro Woche. Bei entsprechenden Ausfallszeiten von 15% ergeben sich jeweils 0,5 Vollkräftewerte (VK) für Pflegekräfte und administrative Mitarbeiterinnen. Ärztlicherseits werden aktuell noch keine zusätzlichen VK eingeplant (Tabelle 1).

| | Ärztl. Personal | Pflegepersonal | Adm. Personal |
|---|---|---|---|
| Sprechstunden | 10 Wochenstunden | 10 Wochenstunden | 10 Wochenstunden |
| Vor- und Nachbereitung | | 5 Wochenstunden | 5 Wochenstunden |
| Ausfallszeiten (15%) | 1,5 Wochenstunden | 2,5 Wochenstunden | 2,5 Wochenstunden |
| **Gesamtbedarf** | **11,5 Wochenstunden** | **17,5 Wochenstunden** | **17,5 Wochenstunden** |
| *Vereinbartes Stellenkontingent* | *0,0 VK* | *0,5 VK* | *0,5 VK* |
| *Arbeitgeberkosten (jährlich)* | *0 €* | *25.000 €* | *25.000 €* |

Tabelle 1: Personalberechnung für die Flüchtlingssprechstunde.

Quelle: Eigene Darstellung.

Gemäß Auskunft der Personalabteilung der KLG entstehen für eine Facharztstelle ca. 92.000 €, für eine examinierte Pflegestelle und eine Verwaltungsfachkraftstelle ca. 50.000 € Arbeitgeberkosten jährlich. Anteilig ergeben sich also zu erwartende Personalkosten von 50.000 € während der Projektphase.

### 6.2.2 Räumlichkeiten/Ausstattung

Die räumliche Ausstattung des Kompetenzzentrums umfasst einen Raum für Patientenanmeldung und Administration, zwei Wartebereiche (Warten und Zwischenwarten), eine Patiententoilette, eine Personaltoilette sowie drei Untersuchungs-/Behandlungsräume, von welchen einer besonders für die Untersuchung und Behandlung von Kindern und deren Familien ausgelegt ist. Die Räume wurden bereits zu Zeiten der Flüchtlingsambulanz für die Durchführung der Gesundheitsreihenuntersuchungen im Rahmen des vorhandenen Altbestandes (ehemaliges Kreislauflabor der Klinik für Kardiologie) umgebaut und eingerichtet. Hierzu zählen entsprechendes Mobiliar (Untersuchungsliegen, Schreibtische, Bürostühle, Sitzgelegenheiten, Einbauschränke) sowie insgesamt 6 Computerarbeitsplätze, 2 Laserdrucker, 1 Faxgerät und 4 Handtelefone. Die Investitionskosten hierfür beliefen sich auf 75.000 €. Diese wurden auf drei Jahre ausgelegt und werden für die Projektdauer von 12 Monaten folglich mit 25.000 € berechnet.

Diese aktuell vorhandenen medizinischen Gerätschaften können unverändert weiter genutzt werden. Es müssen zusätzlich ein eigenes BZ-Messgerät, ein EKG-Gerät sowie ein Blutdruck-/Sauerstoffsättigungsmessgerät angeschafft werden. Alternativ können diese anfänglich zu Sprechstundenzeiten aus der ZNA entliehen werden.

### 6.2.3 Sachmittel- und Betriebskosten

Bezüglich der Berechnung der Sachmittel- und Betriebskosten werden entsprechend den in der KLG üblichen Quoten bei einer Gebäudefläche von 120 qm folgende Kosten angesetzt (Tabelle 2):

| Kostenfaktor | Erwartete Kosten für 12 Monate |
|---|---|
| Energie und Wirtschaftsbedarf (3,50 € je qm monatlich) bei einer Gebäudefläche von 120 qm | 5.040,00 € |
| Reinigungskosten (2,50 € je qm monatlich) bei einer Gebäudefläche von 120 qm | 3.600,00 € |
| Sachmittelkosten (7,50 € je Patient/Untersuchung) bei ca. 2.500 geplanten Patientenkontakten | 18.750,00 € |
| Summe der Sachmittel- und Betriebskosten | 27.390,00 € |

Tabelle 2: Auflistung der Sachmittel- und Betriebskosten.

Quelle: Eigene Darstellung

### 6.2.4 Erlöse aus Gesundheitsuntersuchungen nach §62 AsylVfG

Leistungen für Flüchtlinge, welche sich in einer Unterbringungseinrichtung des Landes NRW befinden, werden gemäß dem Vertrag der KV Nordrhein und der KV Westfalen-Lippe mit dem Land NRW „GUGV-Asyl KV/Land" vom 29.09.2015 vergütet. Hierunter fallen Leistungen im Rahmen des §62 AsylVfG sowie des §4 AsylbLG (Tabelle 3).

| SNR | Leistungsinhalt | Vergütung |
|---|---|---|
| 92501 | Eingangsuntersuchung nach §62 AsylVfG:<br>• Aufsuchen der Einrichtung inkl. Wegegeld<br>• orientierende Anamnese/Impfausweiskontrolle<br>• orientierende körperliche Inaugenscheinnahme (einschließlich Krätzemilben- und Läusebefall)<br>• ggf. Tuberkulintest bei Kindern unter 6 Jahren einschließlich Auswertung und Sachkosten<br>• ggf. Blutennahmen für den Interferon-Gamma-Test bei Kindern unter 15 Jahren und Schwangeren inkl. Versand- u.<br>• Portokosten<br>• Dokumentation der Befunde und durchgeführten Leistungen | 25,00 € |
| 92502 | Röntgenaufnahme der Atmungsorgane bei Personen, die das 15. Lebensjahr vollendet haben zur Untersuchung auf eine behandlungsbedürftige Tuberkulose gemäß § 62 AsylVfG<br>• Röntgen-Thorax, eine Ebene inkl. Befundung und Befundübermittlung | 20,00 € |
| 92503 | Impfangebot gemäß der Bestimmung des MGEPA in der jeweils gültigen Fassung, je Impfung | 11,00 € |

Tabelle 3: Leitungsvergütung nach dem „GUGV-Asyl KV/Land"-Vertrag.

Quelle: Eigene Darstellung.

Bei der aktuellen Flüchtlingslage wird von ca. 10 Gesundheitsuntersuchungen (SNR 92501) pro Woche, also insgesamt 500 Untersuchungen à 25,00 € innerhalb der Projektdauer ausgegangen. Zusätzlich wird mit ca. 100 Röntgenaufnahmen im Rahmen der Erstuntersuchungen gerechnet. Die Erlöse würden sich daher auf ca. 14.500 € belaufen. Potenzielle Erlöse aus Durchführungen von Impfungen lassen sich derzeit nicht sicher abschätzen und werden daher nicht in die Erlösrechnung einbezogen.

## 6.2.5 Vergütung für Leistungen nach §4 AsylbLG

Leistungen für Flüchtlinge, welche bereits kommunal zugewiesen wurden, werden gemäß dem Vertrag zwischen der KV Westfalen-Lippe und dem Städte- und Gemeindebund NRW aus dem Jahr 1995 vergütet. Hierunter fallen nur Leistungen im Rahmen des §4 AsylbLG. Für die Notfallversorgung von Flüchtlingen und Asylbewerbern werden die entsprechenden Tarife des Einheitlichen Bewertungsmaßstabes (EBM) abgerechnet (Tabelle 4). Hinzu kommen separat abrechenbare Großgerätepauschalen für z.B. Sonografie, CT-Diagnostik, etc. sowie zusätzliche Einzelleistungen wie Infusionen, Medikamenteninhalationen, Wundversorgungen, welche hier nicht weiter aufgeführt werden.

| EBM-Ziffer | Beschreibung | Obligater Leistungsinhalt | Vergütung |
|---|---|---|---|
| 10210 | **Notfallpauschale I** im organisierten Not(-fall)dienst und für nicht an der vertragsärztlichen Versorgung teilnehmende Ärzte, Institute und Krankenhäuser bei Inanspruchnahme zwischen 07:00 und 19:00 Uhr (außer an Samstagen, Sonntagen, gesetzlichen Feiertagen und am 24.12. und 31.12.) | Persönlicher Arzt-Patienten-Kontakt im organisierten Not(-fall)dienst und für nicht an der vertragsärztlichen Versorgung teilnehmende Ärzte, Institute und Krankenhäuser | 13,25 € |
| 10212 | **Notfallpauschale II** im organisierten Not(-fall)dienst und für nicht an der vertragsärztlichen Versorgung teilnehmende Ärzte, Institute und Krankenhäuser bei Inanspruchnahme zwischen 19:00 und 07:00 Uhr des Folgetages sowie ganztägig an Samstagen, Sonntagen, gesetzlichen Feiertagen und am 24.12. und 31.12. | Persönlicher Arzt-Patienten-Kontakt im organisierten Not(-fall)dienst und für nicht an der vertragsärztlichen Versorgung teilnehmende Ärzte, Institute und Krankenhäuser | 20,35 € |
| 10214 | **Notfallkonsultationspauschale I** im organisierten Not(-fall)dienst und für nicht an der vertragsärztlichen Versorgung teilnehmende Ärzte, Institute und Krankenhäuser bei Inanspruchnahme zwischen 07:00 und 19:00 Uhr (außer an Samstagen, Sonntagen, gesetzlichen Feiertagen und am 24.12. und 31.12.) | Weiterer persönlicher oder anderer Arzt-Patienten-Kontakt gemäß 4.3.1 der Allgemeinen Bestimmungen im organisierten Not(-fall)dienst oder für nicht an der vertragsärztlichen Versorgung teilnehmende Ärzte, Institute und Krankenhäuser bei Inanspruchnahme außerhalb der in den Gebührenordnungspositionen 01216 und 01218 angegebenen Zeiten | 5,22 € |

| EBM-Ziffer | Beschreibung | Obligater Leistungsinhalt | Vergütung |
|---|---|---|---|
| 10216 | **Notfallkonsultationspauschale II** im organisierten Not(-fall)dienst und für nicht an der vertragsärztlichen Versorgung teilnehmende Ärzte, Institute und Krankenhäuser bei Inanspruchnahme zwischen 19:00 und 22:00 Uhr sowie an Samstagen, Sonntagen und gesetzlichen Feiertagen, am 24.12. und 31.12. zwischen 07:00 und 19:00 Uhr | Weiterer persönlicher oder anderer Arzt-Patienten-Kontakt gemäß 4.3.1 der Allgemeinen Bestimmungen im organisierten Not(-fall)dienst oder für nicht an der vertragsärztlichen Versorgung teilnehmende Ärzte, Institute und Krankenhäuser | 14,61 € |
| 10218 | **Notfallkonsultationspauschale III** im organisierten Not(-fall)dienst und für nicht an der vertragsärztlichen Versorgung teilnehmende Ärzte, Institute und Krankenhäuser bei Inanspruchnahme zwischen 22:00 und 7:00 Uhr sowie an Samstagen, Sonntagen und gesetzlichen Feiertagen, am 24.12. und 31.12. zwischen 19:00 und 7:00 Uhr | Weiterer persönlicher oder anderer Arzt-Patienten-Kontakt gemäß 4.3.1 der Allgemeinen Bestimmungen im organisierten Not(-fall)dienst oder für nicht an der vertragsärztlichen Versorgung teilnehmende Ärzte, Institute und Krankenhäuser | 17,74 € |
| 27310 | **Funktioneller Ganzkörperstatus** | Erhebung eines auf Einschränkungen von Funktionen und Fähigkeiten bezogenen Ganzkörperstatus | 11,79€ |
| 27311 | **Klinisch-neurologische Basisdiagnostik** | Erhebung des Reflexstatus, Prüfung der Motorik, Prüfung der Sensibilität | 6,78 € |

Tabelle 4: Leistungsvergütung nach EBM 2016.

Quelle: Eigene Darstellung.

Für das 1. Quartal 2016 wurden durch die Notaufnahmen der KLG ca. 670 Flüchtlingskontakte gemäß §4 AsylbLG registriert. Davon verblieben 65% in ambulanter Behandlung. Hochgerechnet auf die Projektdauer von 12 Monaten ergeben sich ungefähr 1750 ambulante Notfallkontakte. Bei einer mittleren Vergütung von ca. 32 € pro Fall (Haas et al. 2015) kommt man auf einen Gesamterlös von ca. 56.000 €. Bei einer stationären Aufnahmequote von 35%, kann man mit ca. 900 stationären Aufnahmen rechnen. Bei einem mittleren Case-Mix-Index (CMI) von 0.715 für stationär aufgenommene Flüchtlinge und dem aktuellen Landesbasisfallwert von 3.278,19 € errechnet sich nach § 10 Absatz 1 des Krankenhausentgeltgesetzes (KHEntgG) (VdEK 2016) ein zu erwartender Erlös für die KLG von etwa 2.109.500 €. Für die Leistungen der aufnehmenden Notfallambulanzen werden innerbetrieblich jedoch meistens nur 250-300 € pro Fall verrechnet. Dies entspricht einem Zusatzerlös von 22.500 - 27.000 €.

### 6.2.6 Zusammenfassung der Erlöse-Kosten-Rechnung

Insgesamt ist also für die Projektdauer von 12 Monaten mit Investitionskosten sowie Sachmittel- und Betriebskosten von knapp 52.400 € zu rechnen. Hinzu kommen die Personalkosten in Höhe von 50.000 €. Die erwarteten Betriebskosten der Flüchtlingssprechstunde liegen also bei 102.400 €.

Demgegenüber stehen erwartete Erlöse aus den Eingangsuntersuchungen nach §62 AsylVfG von 14.500 €, also etwa einem Siebtel der Betriebskosten. Hinzu kommen erwartete Erlöse aus der ambulanten Notfallbehandlung im Rahmen des §4 AsylbLG von ungefähr 56.000 €. Durch die innerbetriebliche Leistungsverrechnung von über die Flüchtlingsambulanz stationär aufgenommenen Patienten kommen bestenfalls 27.000 € hinzu.

Es ergäbe sich also ein jährliches Defizit von etwas unter 5.000 € (Tabelle 5). Demgegenüber steht ein zu erwartender zusätzlicher stationärer Erlös von ca. 2,1 Millionen € für die KLG, was das Projekt insgesamt finanziell attraktiv erscheinen lässt.

| Position | Erlöse | Kosten |
|---|---|---|
| Investitionskosten | | 25.000 € |
| Sachmittel- und Betriebskosten | | 27.400 € |
| Personalkosten | | 50.000 € |
| §62 AsylVfG | 14.500 € | |
| §4 AsylbLG | 56.000 € | |
| Innerbetriebliche Leistungsverrechnung | 27.000 € | |
| **Gesamtberechnung** | **97.500 €** | 102.400 € |

Tabelle 5: Projekt-Kosten-Erlös-Rechnung.

Quelle: Eigene Darstellung.

# 7 Evaluation und zu erwartende Ergebnisse

## 7.1 Meilensteine

Um eine enge Führung und Evaluation des in dieser Arbeit vorgestellten Projektes zu ermöglichen, werden mehrere Meilensteine definiert, welche im Folgenden aufgelistet sind.

### 7.1.1 Ende der Analyse- und Bedarfserhebungsphase

Hier erfolgt die Sicherstellung, dass alle relevanten Informationen gewonnen wurden. Sollten diese die zuvor getätigten Grundannahmen nicht bestätigen oder grob von diesen abweichen, so besteht zu diesem Zeitpunkt noch ausreichend Zeit für eine wesentliche Umgestaltung des Projektes.

### 7.1.2 Ende der Interventionsplanungsphase

Die hier erhobenen Indikatoren umfassen den Abschluss geplanter baulicher Veränderungen und die vollständige Besetzung der geplanten administrativen, pflegerischen und ärztlichen Stellen. Alle Kommunikations- und Informationsmedien müssen vollständig vorhanden sein. Die Liste von betriebseigenen Dolmetschern muss zur Verfügung stehen. Es müssen SOP's für wiederkehrende Abläufe und wichtige/häufige Erkrankungsbilder fertiggestellt sein. Informationsbroschüren für niedergelassene Vertragsärzte, kommunale Behörden und Flüchtlinge sind in den entsprechenden Landesprachen vorhanden und es hat eine Informationsveranstaltung für die Stakeholder stattgefunden. Der Termin für die Inbetriebnahme wird eindeutig festgelegt. Während der Durchführungsphase geplante Forschungsprojekte müssen zu diesem Zeitpunkt klar definiert sein.

### 7.1.3 Feedback nach 6 Monaten Durchführung

Hier erfolgt eine erste Rückmeldung anhand von Gesprächen mit den Mitarbeitern und Patientenvertretern. Hier geht es im Wesentlichen um eine Nachjustierung der operativen Abläufe und der Art und Weise des Leistungsangebotes (z.B. Sprechstundenzeiten). Auch soll innerhalb des Ärztenetzes Lippe eine zunächst informelle Abfrage erfolgen, ob und wie das Projekt seitens der niedergelassenen Vertragsärzte angenommen wird. Eine erste Abfrage der Controlling-Daten soll Aufschluss über die Fallzahlentwicklung geben, um ggf. personell und zeitlich nachsteuern zu können. Erste Informationen zu Kosten und Erlösen sollen sicherstellen, dass etwaige Fehlbeträge frühzeitig erkannt werden. Erste Ergebnisse der begonnenen Versorgungsforschung werden vorgestellt und entsprechende Publikationen geplant.

In der Abschlussevaluation nach 12-monatiger Durchführungsphase erfolgt die formelle Auswertung anhand der folgenden Kennzahlen:

- Fallzahlentwicklung pro Quartal mit grobem ICD-10 Überblick
  - Anteilige Bezifferung ambulanter und stationärer Patienten
  - Vorstellungen zur psycho-traumatologischen Intervention
- Erlöse- und Kostenaufstellung
  - Personalkosten
  - Sachmittelkosten
  - Betriebsmittelkosten
  - Ambulante Erlöse aus §62 AsylVfG und §4 AsylbLG
  - Stationäre Erlöse
- Befragungen mittels standardisierter Feedbackbögen von
  - Mitarbeitern (Zufriedenheit)
  - Flüchtlingen (Zufriedenheit, medizinische Kompetenz)
  - Stakeholdern (Zufriedenheit, Sinnhaftigkeit, Nachhaltigkeit)
- Bezifferung des Versorgungsforschungs-Output
  - Publikationen mit kumuliertem Impact-Faktor
  - Betreuung von Bachelor- und ggf. Masterstudenten

## 7.2 Erwartete Ergebnisse

Die zu erwartenden Ergebnisse orientieren sich eng an den im zweiten Kapitel der vorliegenden Projektarbeit genannten Umstrukturierungsstufen (Abbildung 3).

### 7.2.1 Medizinische Grundversorgung

Die medizinische Grundversorgung der Flüchtlinge und Asylbewerber im Kreis Lippe soll auf einem hohen Niveau etabliert und gesichert werden. Hierbei stehen nicht nur die Wirtschaftlichkeit und medizinische Qualität im Vordergrund sondern auch die hierfür notwendige interkulturelle Kompetenz. Gemessen werden die o.g. Kriterien durch den „Soll-Ist"-Vergleich der Fallzahlen und Kosten-Erlös-Rechnungen. Diese werden durch die Auswertung der Flüchtlingsfragebögen – und somit durch die Dimension der Patientenzufriedenheit - ergänzt. Auch eine Befragung der Stakeholder, insbesondere der niedergelassenen Haus- und Fachärzte wird in die Bewertung eingehen.

### 7.2.2 Entlastung der Notfallbereiche

Entsprechend den Ergebnissen der Notfallstatistik des 1. Quartals 2016 (Abbildung 5) ist eine deutliche Entlastung der Notfallbereiche der KLG aber auch der zuführenden Rettungsdienste zu erwarten, wenn ein erheblicher Teil der Flüchtlinge und Asylanten mit den Behandlungsdringlichkeiten „Urgent" und „Non-Urgent" im Rahmen der regelmäßig stattfindenden Flüchtlingssprechstunden versorgt werden. Gemessen wird der Erreichungsgrad dieses Kriteriums durch die Auswertung der Mitarbeiter- und Stakeholder-Befragungen, in diesem Falle der Rettungsdienste.

### 7.2.3 Kooperation mit psycho-traumatologischen Versorgungsstrukturen

Es ist zu erwarten, dass im Rahmen der Durchführung des Screenings auf PTBS-Risiken solche Flüchtlinge und Asylbewerber mit entsprechenden Risikofaktoren frühzeitig einem psycho-traumatologischen Versorgungsnetzwerk zugeführt werden. Somit sind frühzeitige therapeutische Interventionen möglich, z.B. im Rahmen der narrativen Traumabewältigung.

### 7.2.4 Flüchlingsmedizinische Versorgungsforschung

Aufgrund des „Quasi-Alleinversorger"-Status der KLG für Flüchtlinge in der Notfallversorgung und im stationären Sektor innerhalb des Kreises Lippe bestehen bereits gute Voraussetzungen für Etablierung einer entsprechenden Versorgungsforschung. Diese werden durch die Etablierung eines regionalen Kompetenzzentrums und regelmäßiger Flüchtlingssprechstunden noch verbessert. Es wird daher von wesentlichen Beiträgen zur aktuellen Datenlage innerhalb der nationalen und internationalen Versorgungs- und Public Health-Forschung ausgegangen. Als geeignete Plattformen kommen hier die Mitwirkung bei Symposien, Kongressbeiträge und Publikationen in einschlägigen Fachzeitschriften in Frage.

# 8 Literaturverzeichnis

## 8.1 Aufsätze und Bücher

Birthwhistle, R.V. (2011): Canadian Primary Care Sentinel Surveillance Network: a developing resource for family medicine and public health. Can Fam Physician; 57: S.1219-20.

Bozorgmehr, K., / Razum, O. (2015): Effect of restricting access to health care on health expenditures among asylum-seekers and refugees: a quasi-experimental study in Germany, 1994–2013. PloS one; 10(7): e0131483.

Bozorgmehr, K. / Nöst, S. / Thaiss, H.M. / Razum, O. (2016): Die gesundheitliche Versorgungssituation von Asylsuchenden - Bundesweite Bestandsaufnahme über die Gesundheitsämter. Bundesgesundheitsbl; 59: S.545–55.

Bozorgmehr, K. / Mohsenpour, A. / Saure, D. / Stock, C. / Loerbroks, A. / Joos, S. / Schneider, C. (2016a): Systematische Übersicht und „Mapping" empirischer Studien des Gesundheitszustands und der medizinischen Versorgung von Flüchtlingen und Asylsuchenden in Deutschland (1990–2014). Bundesgesundheitsbl; 59: S.599-620.

Deming, W.E. (1982): Out of the Crisis. Massachusetts Institute of Technology, Cambridge, ISBN 0-911379-01-0.

Klinkhammer, G. / Korzilius; H. (2015): Flüchtlinge: Gut versorgt – dank großer Hilfsbereitschaft. Dtsch Arztebl; 112(41): S.A-1654.

Marquardt, L. / Krämer, A. / Fischer, F. / Prüfer-Krämer, L. (2016): Health status and disease burden of unaccompanied asylum-seeking adolescents in Bielefeld, Germany: a cross-sectional pilot study. Trop Med Int Health; 21 (2): S.210-8.

Ngai, M.N. / Grudzen, C.R. / Lee, R. / Tong V.Y. / Richardson, L.D. / Fernandez, A. (2016): The Association Between Limited English Proficiency and Unplanned Emergency Department Revisit Within 72 Hours. Ann Emerg Med [Online] http://dx.doi.org/10.1016/j.annemergmed.2016.02.042, eingesehen am 07.05.2016.

Razum, O. / Bunte, A. / Gilsdorf, A. / Ziese, Th. / Bozorgmehr, K. (2016): Gesundheitsversorgung von Flüchtlingen – zu gesicherten Daten kommen. Dtsch Arztebl; 113 (4): S.A130-4 .

Rethmeier-Hanke, A. / Schlepper, B. (2016): Vom „Sondereinsatz" zur Routine - Etablie-rung einer Flüchtlingsambulanz am Klinikum Lippe Detmold. KU Gesundheitsmanage-ment 4: S.31-5.

Schneider, C. / Mohsenpour, A. / Joss, S. / Bozorgmehr, K. (2014): Health status of and healthcare provision to asylum seekers in Germany: protocol for a systematic review and evidence mapping of empirical studies. Syst Rev; 3: S.139.

Schneider, C. / Joos, S. /Bozorgmehr, K. (2015): Disparities in health and access to healthcare between asylum seekers and residents in Germany: a population-based cross-sectional feasibility study. BMJ Open; 5: S.e008784.

Tinnemann, P. / Gundlach, F. / Nitschke, H. / Bunte, A. / Teichert, U. (2016): Medizini-sche Versorgung von Flüchtlingen durch den Öffentlichen Gesundheitsdienst: Allzeit be-reit – nur wie lange noch? Gesundheitswesen; 78(04): S.195-9.

## 8.2 Internetquellen

Ärzte Zeitung (23.09.2015): Ärzte, aufgepasst! Die seltenen Krankheiten der Flüchtlinge. [Online] http://www.aerztezeitung.de/politik_gesellschaft/gp_specials/fluechtlinge/article/893958/a erzte-aufgepasst-krankheiten-fluechtlinge.html, eingesehen am 27.05.2016.

Bundesamt für Migration und Flüchtlinge (2015): Wichtige Informationen für die Durch-führung eines Asylverfahrens in Deutschland. [Online] http://www.bamf.de/SharedDocs/Anlagen/DE/Publikationen/Flyer/flyer-erstorientierung-asylsuchen-de.pdf;jsessionid=2E438FBAD594F00E7FA0486322D5A0C5.1_cid294?__blob=publicati onFile, eingesehen am 25.05.2016.

Bundesamt für Migration und Flüchtlinge (2016): Aktuelle Zahlen zu Asyl. [Online] http://www.bamf.de/SharedDocs/Anlagen/DE/Downloads/Infothek/Statistik/Asyl/statistik-anlage-teil-4-aktuelle-zahlen-zu-asyl.pdf?__blob=publicationFile, eingesehen am 07.05.2016.

Bundesamt für Migration und Flüchtlinge (2016a): Verteilung der Asylbewerber. [Online] http://www.bamf.de/DE/Migration/AsylFluechtlinge/Asylverfahren/Verteilung/verteilung-node.html, eingesehen am 07.05.2016.

Bundespsychotherapeutenkammer (2015): Mindestens die Hälfte aller Flüchtlinge ist psychisch krank. BPtK-Standpunkt „Psychische Erkrankungen bei Flüchtlingen". [Online] http://www.bptk.de/aktuell/einzelseite/artikel/mindestens-d.html, eingesehen am 07.05.2016.

Decker, H.H. / Kampe, E. (2016): Wir haben's im Griff – Flüchtlinge und Asylbewerber in der Vertragsarztpraxis. KVWL kompakt [Online] https://www.kvwl.de/mediathek/kompakt/pdf/2016_04.pdf, eingesehen am 10.05.2016.

Die Welt (04.01.2016): Detmolder Klinik schafft Erstuntersuchungen – So werden 300 Flüchtlinge in drei Stunden untersucht. [Online] http://www.welt.de/politik/deutschland/article150594385/So-werden-300-Fluechtlinge-in-drei-Stunden-untersucht.html, eingesehen am 27.05.2016.

European Union for Odysseus Academic Network (2011): PROTECT - Process of Recognition and Orientation of Torture Victims in European Countries to Facilitate Care and Treatment. [Online] http://protect-able.eu/wp-content/uploads/2013/01/protect-global-german.pdf, eingesehen am 07.05.2016.

Haas, C. / Larbig, M. / Schöpke, T. / Lübke-Naberhaus, K.-D. / Schmidt, C. / Brachmann, M. / Dodt, C. (2015): Gutachten zur ambulanten Notfallversorgung im Krankenhaus– Fallkostenkalkulation und Strukturanalyse. [Online] http://www.dkgev.de/media/file/19401.2015-02-17_Gutachten_zur_ambulanten_Notfallversorgung_im_Krankenhaus_2015.pdf, eingesehen am 18.05.2016.

Lippische Landeszeitung (19.10.2014): Klinikum stellt sich auf Flüchtlinge ein. [Online] http://www.lz.de/lippe/detmold/20239707_Klinikum-stellt-sich-auf-Fluechtlinge-ein.html, eingesehen am 27.05.2016.

Münchener Merkur (04.01.2016): Bericht: 1,1 Millionen Flüchtlinge in Deutschland registriert. [Online] http://www.merkur.de/politik/bericht-millionen-fluechtlinge-deutschland-registriert-zr-6006306.html, eingesehen am 25.05.2016.

Robert Bosch Stiftung (Hrsg.) (2016): Chancen erkennen – Perspektiven schaffen – Integration ermöglichen. ISBN 978-3-939574-45-3 [Online] http://www.bosch-stiftung.de/content/language1/downloads/RBS_Bericht_Expertenkommission_2016.pdf, eingesehen am 25.05.2016.

Robert Koch Institut (2015): Epidemiologisches Bulletin 34/2015. [Online] http://www.rki.de/DE/Content/Infekt/EpidBull/Archiv/2015/Ausgaben/34_15.pdf?__blob=publicationFile, eingesehen am 07.05.2016.

Robert Koch Institut (2015a): Epidemiologisches Bulletin 38/2015. [Online] https://www.rki.de/DE/Content/Infekt/EpidBull/Archiv/2015/Ausgaben/38_15.pdf;jsessionid=358BE48CEC3D089443C242A4C4BBC642.2_cid390?__blob=publicationFile, eingesehen am 07.05.2016.

Stuttgarter Zeitung (23.06.2016): Tuberkulose bei Flüchtlingen – die reisende Krankheit. [Online] http://www.stuttgarter-zeitung.de/inhalt.tuberkulose-bei-fluechtlingen-die-reisende-Krankheit.html, eingesehen am 27.05.2016.

Verband der Ersatzkassen (2016): Landesbasisfallwerte 2016. [Online] https://www.vdek.com/vertragspartner/Krankenhaeuser/landesbasisfallwerte/_jcr_content/par/download_15/file.res/11_lbfw%202016_ex_DMH.pdf, eingesehen am 18.05.2016.

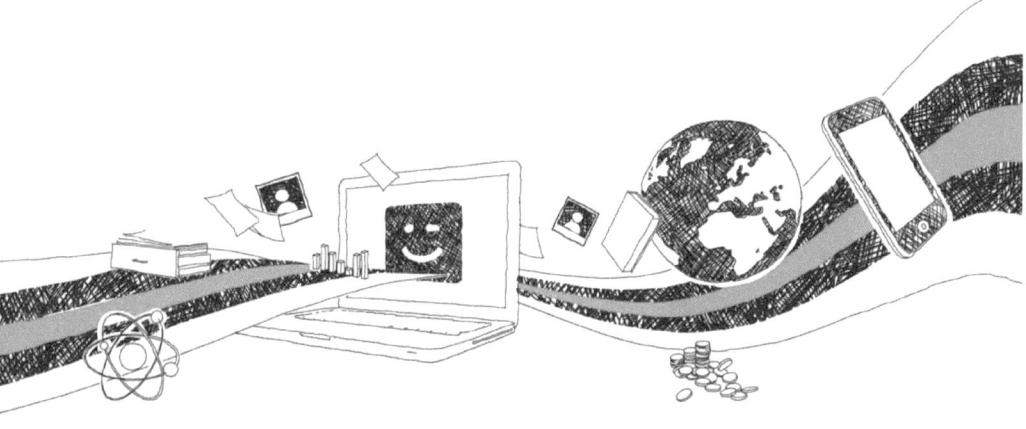
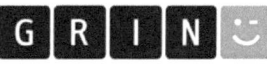